Günter Grosche

Übungsheft
zur Einführung in die
medizinische Fachsprache

4., überarbeitete Auflage

LAU–Ausbildungssysteme GmbH
Verlag für Medizin und Technik

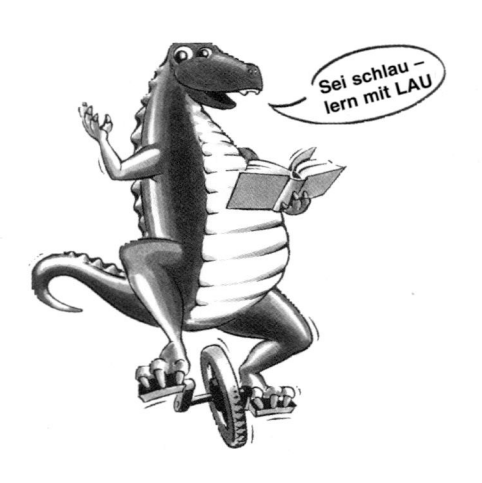

Anschrift des Verfassers:
Dr. phil. Günter Grosche
August-Schlosser-Straße 68
08056 Zwickau

ISBN 3-928537-04-0
4., komplett überarbeitete Auflage 1998
© by LAU–Ausbildungssysteme GmbH, Reinbek
Verlag für Medizin und Technik
Alle Rechte vorbehalten
Printed in Germany
Gedruckt auf chlorfrei gebleichtem Papier

Vorwort

Die Medizin besitzt mit etwa 100.000 Termini den größten Fachwortschatz unter den Wissenschaften. (Der Duden enthält 115.000 Stichwörter). Er hat sich allmählich in mehr als 2000 Jahren Wissenschaftsgeschichte entwickelt. Die Anfänge liegen in der griechischen Sprache. Deren Termini griffen die Lateiner auf. Sie ergänzten sie und glichen die griechischen Begriffe ihrer Sprache an. So verfuhren auch die deutschen Mediziner. Daher kommt es, daß medizinische Termini in der Gegenwart häufig den deutschen Sprachgewohnheiten angepaßt wurden. Das betrifft vor allem die Schreibweise – denken Sie an den Wandel von Tbc zu Tbk bei Tuberkulose –, zum Teil aber auch die Silbentrennung.

Wenn einem Lernenden Zweifel auftreten, wie er bei der Schreibung oder Trennung zu verfahren hat, so sollte er der Sprachregelung der „Duden"-Redaktion folgen. Deren Sprachwissenschaftler verfolgen den Eindeutschungsprozeß. Das gilt z. B. für die griechische Silbe
„rhe, rheu, rho, rhoe, rhö, rhy".

Sie kommt vom griechischen Wort „rheein" = fließen und „rheos" n. = der Fluß, der Strom, die Strömung. Dieses Wort wird im Anlaut mit „rh", im Auslaut aber mit „rrh" geschrieben. Beispiel: Rheumatismus, aber Katarrh.

Die Duden-Redaktion entschied sich in der Trennung und in der Schreibweise für die sprachlich geläufigere Lösung, wie es die folgenden Beispiele zeigen:

    Diar | rhoe,   bzw.   Diarrhö, Diarrhöe
    Gonor | rhoe,   bzw.   Gonorrhö, Gonorrhöe
    Menor | rhoe,   bzw.   Menorrhö, Menorrhöe
    Hämor | rhoiden.

Im Normalfall gilt aber die Regel: Die Silbentrennung erfolgt wie im Deutschen entsprechend der Aussprache und der Zusammensetzung. So werden zum Beispiel getrennt:

    Psych | iater   =   Seelen | Arzt,
    Glyk | ämie   =   süß | Blut,
    Dia | gnose   =   durch | erkennen (Erkennen und Benennen einer Krankheit),
    Aut | opsie   =   selbst | sehen (Leichenöffnung).

Die Arbeitsblätter wollen bei Lernenden, die sich beruflich mit dem medizinischen Fachwortschatz beschäftigen müssen und keine Vorkenntnisse in der griechischen und lateinischen Sprache haben, Verständnis für die Termini wecken, ohne die Grammatik der beiden Sprachen lernen zu müssen. Das ist möglich, weil die medizinische Fachsprache meist nach dem Baukastenprinzip zusammengefügt ist: Kenne ich einen Bestandteil in seiner Bedeutung, so finde ich ihn in anderen Wörtern wieder. Deren Bedeutung kann ich so grob erschließen. Dabei muß aber eingeschränkt werden: Die wesentlichen Merkmale der Begriffe müssen mit der jeweiligen medizinischen Fachdisziplin gelernt und begriffen werden.

So sind diese Arbeitsblätter nur eine erste Orientierung in der Fülle der medizinischen Sprache. Sie ist auf der gesamten Erde verbreitet und ermöglicht den Fachleuten, rasch eine gemeinsame Sprache in der Literatur, der Lehre und auf Kongressen zu finden. Die Fachtermini sind genauer in ihrer Definition, als das bei Begriffen aus der Umgangssprache der Fall ist.

Es wird empfohlen, die Sammlung entsprechend der spezifischen Termini des jeweiligen Fachgebietes zu ergänzen. Das Arbeitsblatt 19 will dafür ein Beispiel geben. Weitere Hinweise und Erklärungen enthalten die Broschüre „Einführung in den Gebrauch der medizinischen Fachsprache" und das Fachbuch „Medizinische Fachsprache – Geschichte, Anwendung, Aussprache und Rechtschreibung".

Zwickau, im Februar 1998   Dr. phil. Günter Grosche

Abkürzungen und Ausspracheregeln

Die verwendeten Abkürzungen und Aussspracheregeln erfolgten in Anlehnung an das ebenfalls in unserem Verlag erschienene Buch von P. W. Ruff „Einführung in den Gebrauch der medizinischen Fachsprache" und „Medizinische Fachsprache", welche wir Ihnen zur Lektüre empfehlen, wenn Sie Ihr Fachwissen in der medizinischen Fachsprache vertiefen möchten.

(lat)	aus dem Lateinischen
(grch)	aus dem Griechischen
ẹ	Punkt unter einem Vokal: betonte Silbe
e̱i	Strich unter einem Diphthong (Zwielaut): zusammengesprochen und betont
ē	Ein überstrichener Vokal wird lang gesprochen
|	Trennung von Wortbestandteilen
ĕ	Kürzezeichen, steht über einem kurz zu sprechenden Vokal

Inhaltsverzeichnis

Vorwort — 3

Abkürzungen und Ausspracheregeln — 4

Arbeitsblatt 1 — 6
Richtiges Schreiben medizinischer Fachbegriffe

Arbeitsblatt 2 — 8
Richtiges Schreiben medizinischer Fachbegriffe

Arbeitsblatt 3 — 9
Aussprache medizinischer Fachbegriffe

Arbeitsblatt 4 — 11
Häufig vorkommende Vorsilben aus dem Lateinischen

Arbeitsblatt 5 — 12
Häufig vorkommende Vorsilben und Wörter aus dem Griechischen

Arbeitsblatt 6 — 14
Häufig vorkommende Nachsilben und Wörter aus dem Griechischen

Arbeitsblatt 7 — 16
Häufig vorkommende medizinische Begriffe aus dem Lateinischen und Griechischen

Arbeitsblatt 8 — 17
Übungen mit Bildungssilben und Wörtern aus dem Lateinischen und Griechischen

Arbeitsblatt 9 — 22
Silbentrennung

Arbeitsblatt 10 — 23
Übungen mit lateinischen und griechischen Bildungssilben im medizinischen und allgemeinen Wortschatz

Arbeitsblatt 11 — 25
Übungen mit Wörtern aus der lateinischen Sprache in der medizinischen Terminologie

Arbeitsblatt 12 — 26
Übungen mit Wörtern aus der griechischen Sprache in der medizinischen Terminologie

Arbeitsblatt 13 — 27
Übungen im Finden medizinischer Termini

Arbeitsblatt 14 — 28
Bilden von Verben und Adjektiven

Arbeitsblatt 15 — 29
Anwendung erworbener Kenntnisse (Fachgebiete der Medizin)

Arbeitsblatt 16 — 30
Anwendung erworbener Kenntnisse (Übersetzen von Termini ohne Nachschlagewerk)

Arbeitsblatt 17 — 32
Ableitungen und Zusammensetzungen mit den Wortstämmen 'phys' und 'bio'

Arbeitsblatt 18 — 34
Anwendung erworbener Kenntnisse im Fachtext

Arbeitsblatt 19 — 39
Für Radiologieassistentinnen und -assistenten

Arbeitsblatt 1

Richtiges Schreiben medizinischer Fachbegriffe

Aufgabe:
1. Geben Sie die Bedeutung der Wörter an, soweit Sie sie bereits kennen!
2. Verwenden Sie für die übrigen Wörter das „Kleine medizinische Fremdwörterbuch" von Goldhahn!

Wörter mit den Buchstaben bzw. Konsonatenpaaren „rh, ph, th, ps, y, x" stammen fast immer aus der altgriechischen Sprache.

ph sprich „f"!

- Diphtherie
- Hebephrenie
- Hypophyse
- Lymphe
- Ösophagus
- Pharmazie
- Phlegmone
- Phlegmatiker
- Phlebitis
- Phobie
- Physiotherapie
- Physiologie
- Schizophrenie
- Typhus

y sprich „ü"!

- Embryo
- Glyk | ämie
- Hydrotherapie
- Hygiene
- Hypertrophie
- Hypnotika
- Hypochonder
- Kyphose
- Nykt | urie
- Poliomyelitis
- Polyurie
- Pykniker
- Pylorus
- Zyanose

rrh – rh

- Gonor | rhoe
- Hämor | rhoiden
- Katarrh
- Rho
- Rhesusfaktor
  Kurzwort: Rh-Faktor

Arbeitsblatt 1

Richtiges Schreiben medizinischer Fachbegriffe
(Fortsetzung)

rrh – rh

Rhizom
Rheumatismus
   Kurzwort: Rheuma
Rhinitis
Rhombus
Rhythmus
Zir | rhose
Menor | rhoe
Diar | rhoe
   sprich: -rö
aber: Rachitis   (seit 1650 fälschlich statt Rhachitis im Umlauf)

th

Anästhesie
Astheniker
Asthma
Erythrozyt
Ex | anthem
Katheter
Pathologie
Parasympathikus
Sympathikus
Synthese
Therapie
Thermalbad
Thermometer
Thorax
Thrombus
Urethra

ps

Psych | iatrie
Psychohygiene
Psychologie
Psychose
Psychopathologie
Psychotherapie

Arbeitsblatt 2
Richtiges Schreiben medizinischer Fachbegriffe

Merke: Die meisten Termini sind eingedeutschte Fremdwörter griechisch/lateinischen Ursprungs. Sie folgen den Regeln der deutschen Rechtschreibung; das betrifft besonders die Schreibung von c, ae und oe. Reines Latein findet man in Biologie, Anatomie, Pharmazie, in manchen klinischen Bezeichnungen, in akademischen Formeln und als allgemeine Zitate im Text.
Beispiel das Blut: griechisch 'haima', lateinisch 'haema', eingedeutscht 'häma'.

Regel: Bei
- reinem Latein schreibe ae, oe und c!
- eingedeutschten Fremdwörtern schreibe
    den ä-Laut als ä,
    den ö-Laut als ö,
    den k-Laut als k,
    den z-Laut als z!

Aufgabe: Lesen Sie in der Broschüre „Einführung in den Gebrauch der medizinischen Fachsprache", Seiten 12 – 13, von Ruff (3. überarbeitete Auflage 1993)!

Aufgabe: Entscheiden Sie, ob ein Zitat aus dem Lateinischen vorliegt, und vervollständigen Sie den Lückentext!

Peri___ard	Herzbeutel
Parotitis epidemi___a	Mumps
Perni___iosa	verderbliche Anämie
perni___iös	verderblich, gefährlich
Se___tio c___sarea	Kaiserschnitt
Pla___enta pr___via	vor dem Geburtsweg liegende Plazenta
re___tal	auf den Mastdarm bezüglich
Ventri___uli ___erebri	Hirnkammern
I___terus gravis neonatorum	schwere Neugeborenengelbsucht
Tuber___ulose	Schwindsucht
Ul___us	Geschwür
Ul___us ventri___uli	Magengeschwür
Ul___eration	Geschwürsbildung
ul___erös	geschwürig
Mus___ulus bi___eps brachii	zweiköpfiger Armmuskel
Myo___arditis	Herzmuskelentzündung
Chole___ystitis	Entzündung der Gallenblase
___sophagus	Speiseröhre
Remedium an___stheti___um	schmerzausschaltendes Arzneimittel
An___sthesist	Facharzt für Schmerzausschaltung
do___tor medi___in___ dentari___	Doktor der Zahnheilkunde

Beachte: Die Schreibung von ae, oe, c in eingedeutschten Termini ist in der medizinischen Praxis noch weit verbreitet und in manchen Fällen nicht eindeutig gelöst.

Arbeitsblatt 3
Aussprache medizinischer Fachbegriffe

Aufgabe 1: Lesen Sie in der Broschüre „Einführung in den Gebrauch der medizinischen Fachsprache", Seiten 18 – 20, von Ruff (3. überarbeitete Auflage 1993)!

Aufgabe 2: Lesen Sie laut:

Diarrh<u>oe</u> (Durchfall)	aber Alve<u>o</u>le (Bläschen, Höhlung)
Stri<u>ae</u> (Streifen, z. B. der Haut durch Gewebsüberdehnung)	aber P<u>a</u>nkreas (Bauchspeicheldrüse)
Dystroph<u>ie</u> (Ernährungsstörung)	aber Dyspn<u>oë</u> (Kurzatmigkeit)
Periton<u>ae</u>um (Bauchfell)	aber semiperme<u>a</u>bel (halbdurchlässig)
Status pr<u>ae</u>sens (der gegenwärtige Zustand)	aber <u>a</u>erob (sauerstoffliebend)
Logorrh<u>oe</u> (krankhafte Geschwätzigkeit)	aber Paran<u>o</u>ia (Wahnsinn)

Aufgabe 3: Lesen Sie laut! Jedes i muß zu hören sein!

adeno<u>i</u>d	(drüsenähnlich)
L<u>a</u>bien	(Lippen, Schamlippen)
H<u>e</u>rba Abs<u>i</u>nthii	(Wermutkraut, Eigenname, daher groß geschrieben)
G<u>a</u>nglion	(Nervenzelle, Knoten)
H<u>e</u>rnie	(Eingeweidebruch)
a b e r: m<u>a</u>ior	(größer) sprich j

Merke: Sprich c als z vor e, i, y, ae, oe,
sprich c als k vor a, o, u,
sprich v als w,
sprich y als ü,
sprich ph als f,
sprich ti vor Vokal als zi,
sprich ngu als ngw.

Aufgabe 4: Lesen Sie laut:

C<u>e</u>rvix uteri	(Gebärmutterhals)
Bradycard<u>ie</u>	(verlangsamter Herzschlag)
Conjunct<u>i</u>va	(Bindehaut)
Ess<u>e</u>ntia	(Essenz)
Clav<u>i</u>cula	(Schlüsselbein)
C<u>e</u>rebrum	(Gehirn)
C<u>i</u>cero	(Eigenname, römischer Redner und Schriftsteller)
C<u>o</u>lon	(Dickdarm)
C<u>a</u>put f<u>e</u>moris	(Oberschenkelkopf)
C<u>o</u>rtex c<u>e</u>rebri	(Hirnrinde)
Cur<u>a</u>re	(indianisches Pfeilgift)
C<u>ae</u>sar	(Eigenname, römischer Feldherr/Kaiser)
C<u>y</u>ste	(Geschwulst mit flüssigem Inhalt)
Cyan<u>o</u>se	(Blaufärbung)
Ungu<u>e</u>ntum	(Salbe)
V<u>e</u>rtebra	(Wirbel)

Arbeitsblatt 3

Aussprache medizinischer Fachbegriffe
(Fortsetzung)

Aufgabe 5: Welche Wörter aus Aufgabe 4 würden Sie nach den Kenntnissen aus Arbeitsblatt 2 mit z, k, ä schreiben?

Merke:
1. Jeder Vokal kann lang oder kurz gesprochen werden.

2. Immer lang gesprochen werden
   – Diphthonge ae, oe, au, eu (Sprich ä, ö, au, oi!),
   – Vokale vor einem i, das wie j zu sprechen ist (s. māior).

3. Immer kurz gesprochen wird ein Vokal vor einem Vokal.
   (Beispiel: Alveole = Lungenbläschen).

4. Das Kürzezeichen steht über einem kurz zu sprechenden Vokal.
   (Beispiel: lat. ŏs, ŏssis = der Knochen).

   Das Längezeichen steht über einem gedehnt zu sprechenden Vokal.
   (Beispiel: lat. ōs, ōris = der Mund).

5. – Betone im Lateinischen nie die letzte Silbe. Die endbetonten Wörter stammen aus dem Griechischen.
   (Beispiel: Cholę = die Galle, Emphysęm = Aufblähung).

   – Betone nach Möglichkeit die vorletzte Silbe. Betone frühestens die drittletzte Silbe, denn der Akzent geht nie über die drittletzte Silbe zurück.
   (Beispiele: Konjunktįva = Bindehaut des Auges, Glomęrulum = Nierenkörperchen).

   – Im Prozeß der Eindeutschung lateinischer Termini wurde die erste oder letzte Silbe betont. (Beispiel: Commǫtio cęrebri = Gehirnerschütterung; aber Kommotiǫn = Erschütterung; Vąsomotoren).

   – Betone die Silbe mit langem Vokal (ā, ē, ī, ō, ū, ȳ) oder mit Diphthong (ae, oe, au, eu). Nur in Ausnahmefällen wird der Laut mit Kürzezeichen betont. (Beispiel: Alvĕǫle).

Aufgabe 6: Setzen Sie das Betonungszeichen (.) ein! Sprechen Sie laut!

Hernīie	(Bruch)
Humĕrus	(Oberarmknochen)
Impētigo	(Hauteiterung)
Lānūgo	(embryonaler Flaum)
Ilĕus	(Darmverschluß)
Amniŏn	(Eihaut)
Aszītes	(Bauchwassersucht)
Oxyūren	(Madenwürmer)
Mediastīnum	(„Mittelfell", mittlerer Teil der Brusthöhle in Sagittalebene)
Ōtitis media	(Mittelohrentzündung)
Retĭna	(Netzhaut)
Trigemĭnus	(Drillingsnerv)
Transsudāt	(Wörtlich: Durchschwitzen, von lat. sudąre = schwitzen; medizinisch: nicht entzündlicher Erguß in Körperhöhlen).

Arbeitsblatt 4
Häufig vorkommende Vorsilben aus dem Lateinischen

Aufgaben:
1. Schreiben Sie in Spalte 3 mit kleinen Anfangsbuchstaben die Bildungssilben, die am Anfang der Wörter in Spalte 1 stehen!
2. Füllen Sie die Spalten 2 und 4 aus! Verwenden Sie nur im Zweifelsfalle Hilfsmittel!
3. Prägen Sie sich die lateinischen Bildungssilben und deren Bedeutung ein!

1 Beispiel	2 Bedeutung des Beispiels	3 Bildungssilbe am Anfang des Wortes	4 Bedeutung der Bildungssilbe
Abduktion			
Adduktion			
anterior			
Bifurkation			
Defäkation			
Dissoziation			
Duplikatur			
Extraktion			
extrauterin			
Inzision			
inhomogen			
interkostal			
intrakutan			
Introduktion			
Kontraindikation			
Kontraktion			
multipel			
Perforation			
postoperativ			
Präkoma			
Prolaps			
pro die			
Reduktion			
Retroflexion			
semipermeabel			
subkutan			
Superazidität			
Transfusion			
Trigeminus			
ultraviolett			
Zirkulation			

Arbeitsblatt 5

Häufig vorkommende Vorsilben und Wörter aus dem Griechischen

Aufgaben:
1. Schreiben Sie in Spalte 3 mit kleinen Anfangsbuchstaben die Bildungssilben, die am Anfang der Wörter in Spalte 1 stehen!
2. Füllen Sie die Spalten 2 und 4 aus! Verwenden Sie nur im Zweifelsfalle Hilfsmittel!
3. Prägen Sie sich die griechischen Bildungssilben und deren Bedeutung ein!

1 Beispiel	2 Bedeutung des Beispiels	3 Bildungssilbe am Anfang des Wortes	4 Bedeutung der Bildungssilbe
Anämie			
Anatomie			
Antitoxin			
Arthritis			
Autopsie			
Biopsie			
Bradykardie			
Dermatologie			
Diar | rhoe			
Disacharid / Disaccharid			
Dystrophie			
Endemie			
Ektomie			
Ektoderm			
Endokard			
Epidemie			
Euthanasie			
Gastritis			
Glykogen			
Hämatologie			
Hemisphäre			

Arbeitsblatt 5

Häufig vorkommende Vorsilben und Wörter aus dem Griechischen (Fortsetzung)

1 Beispiel	2 Bedeutung des Beispiels	3 Bildungssilbe am Anfang des Wortes	4 Bedeutung der Bildungssilbe
heterogen			
homogen			
Histologie			
hydraulisch			
Hypertonie			
Hypnose			
Hypotonie			
Melanom			
Menarche			
Metaphylaxe			
Mikroskop			
Monozyt			
Myokard			
Nekrose			
Neoplasma			
Orthopädie			
Osteologie			
Pankarditis			
Paratyphus			
Perikard			
Polyurie			
Prophylaxe			
Pseudokrise			
Stomatitis			
Symbiose			

Arbeitsblatt 6
Häufig vorkommende Nachsilben und Wörter aus dem Griechischen

Aufgaben:
1. Schreiben Sie in Spalte 3 mit kleinen Anfangsbuchstaben die Bildungssilben, die am Ende der Wörter in Spalte 1 stehen!
2. Füllen Sie die Spalten 2 und 4 aus! Verwenden Sie nur im Zweifelsfalle Hilfsmittel!
3. Prägen Sie sich die griechischen Nachsilben und Wörter sowie deren Bedeutung ein.

1 Beispiel	2 Bedeutung des Beispiels	3 Bildungssilbe am Ende des Wortes	4 Bedeutung der Bildungssilbe
Neuralgie			
Anämie			
Superazidität			
Erythroblast			
Tonsillektomie			
Allergie			
exogen			
Elektroenzephalogramm			
Elektrokardiographie			
Psychiater			
Pädiater			
Myokarditis			
Neonatologie			
Pyromanie			
Amnesie			
Myom			
Angiopathie			

Arbeitsblatt 6

Häufig vorkommende Nachsilben und Wörter aus dem Griechischen (Fortsetzung)

1 Beispiel	2 Bedeutung des Beispiels	3 Bildungssilbe am Ende des Wortes	4 Bedeutung der Bildungssilbe
Menopause			
Karzinophobie			
Mikrophon			
Apoplexie			
Orthopnoe			
Diarrhoe / Diarrhöe / Diarrhö			
Zerebralsklerose			
Zystoskopie			
Mitralstenose			
leptosom			
Hypnotika Hynotikum			
Hypothermie			
Pyelotomie			
Antitoxin			
Atrophie			
Polyurie			
Erythrozyt			
Leukozyt			

Arbeitsblatt 7

Häufig vorkommende medizinische Begriffe aus dem Lateinischen und Griechischen

Vorbemerkung: In der Medizin werden Fachbegriffe für denselben Inhalt sowohl aus der lateinischen als auch aus der griechischen Sprache verwendet.

Aufgabe: Prägen Sie sich folgende Begriffe ein!

Deutscher Begriff	Lateinischer Begriff	Beispiel	Griechischer Begriff	Beispiel
Arzt	medicus	Medizin	iater	Psychiater
Blut	sanguis	Sanguiniker	haima	Hämatologie
Brust, Brustbein Mutterbrust Brustkorb	pectus mamma	Angina pectoris Mamilla	sternon, stethos mastos thorax	sternal, Stethoskop Mastitis Thorakotomie
Finger, Zehe	digitus	Digitalis	daktylos	Hexadaktylie
Galle	bilis	Bilirubin	cholē	Melancholie
Gebärmutter	uterus vulva	uterin Vulvitis	hystera, metra	Hysterie Endometrium
Gefäß, Blutgefäß	vas, vena	Vasomotoren	angos, phlebos	Angiologie
Gehirn, Großhirn	cerebrum	zerebral	enkephalos	Enzephalitis
Gelenk	articulus	artikulär	arthron	Arthrose
Geschwulst, Anschwellung	tumor	Tumor	onkos und oidema	Onkologie Ödem
Hand	manus	manuell	cheir	Chirurg
Haut	cutis	subkutan	derma	Epidermis
Herz	cor	Cor adiposum	kardia	Kardiologie
Heilmittel (Gift)	medicina	Remedium	pharmakon	Pharmazie
Hirnschale	cranium	kranial	kranion	Endokranium
Hüfte, Hüftgelenk	coxa	Koxarthrose	ischion	Ischias
Knochen	os	Ossifikation	osteon	Osteom
Kopf, Haupt	caput	Caput femoris	kephale	Kephalalgie
Körper	corpus	corporalis	soma	somatisch
Krebs (Geschwulst)	cancer	kanzerös	karkinoma und onkos	Karzinom Onkologie
Leber	iecur		hepar	Hepatitis
Lunge	pulmo	pulmonal	pneumōn	Pneumonie
Magen, Bauch	ventriculus, venter, abdomen	ventral abdominal	gaster	Gastritis
männliches Glied, Schwanz	penis	Penizillin, Penitis	phallos, Priāpos	Phallus, Priapismus
Mund	ōs	per oral	stoma	Stomatologie
Muskel ('Mäuschen')	musculus	Muskel, Abk. M.	myos	Myokard
Nase	nasus	Nase	rhinos	Rhinitis
Nerv	nervus	Nerv, Abk. N.	neuron	Neurologie
Niere	ren	Adrenalin	nephros	Nephritis
Rippe, Brustfell	costa	interkostal	pleura	Pleuritis
Spannung, Druck	tensio	Extension	tonos	Tonikum
Schlaf	somnus	Somnolenz	hypnos	Hypnose
Schmerz	dolor	Indolenz	algos	Neuralgie
Wahrnehmung, Empfindung	sensu	sensorisch	ästhesie	Anästhesie
Wirbel	vertebra	vertebral	spondylos	Spondylose
Zahn	dens	Dentist	odōn	Odontalgie
Zelle, Höhle	cella, cellula	Zelle, zellulär	kytos	Zytologie
Leben, Lebewesen	vita und vivi-	Vitamin Vivisektion	bios zoon	Biologie Zoologie
Krankheit, Leiden	pati	Patient	pathos	Pathologie
Tod, Sterben, das Abgestorbene	mors und letum	Mortalität letal	thanatos und nekros	Thanatologie Nekrose
Kind, Knabe, kleines Kind	puer infans	pueril infantil	paidos	Pädiatrie
Frau, Weib, Mutter	femina, mater	feminin, Mutter	gynaikos	Gynäkologie
Mann, Männchen	vir, masculus	Virilität, maskulin	andros	Andrologie
Greis, alter Mann	senex	senil	geron	Gerontologie

Arbeitsblatt 8

Übungen mit den Bildungssilben und Wörtern aus dem Lateinischen und Griechischen

Aufgabe 1: Setzen Sie in die folgenden Wörter den fehlenden Buchstaben 'i' oder 'y' ein! Was bedeuten die Vorsilben 'poly' und 'poli'?

Pol___technikum	Pol___zei	Pol___klinik	Pol___graph	Pol___phonie
Pol___p	Pol___theismus	Pol___arthritis	Pol___ester	Pol___urie
Pol___äthylen	Pol___nesien	Pol___tologe	Pol___tesse	Pol___mere
Pol___gamist	pol___trop	Pol___histor	Pol___vinylchlorid *(PVC)*	

Aufgabe 2: Suchen Sie Bildungselemente und Wörter aus dem Lateinischen und Griechischen, die die gleiche Bedeutung haben! Verwenden Sie dabei die Arbeitsblätter 4 bis 7!

Deutsch	Lateinisch	Griechisch
aus, heraus		
doppelt, zwei		
durch		
halb		
nach, hinter		
nicht		
über, übermäßig		
unter, unterhalb		
viel		
vor		
zer-, miß- (Störung, Trennung)		
zusammen		
der Arzt		
das Leben, Lebewesen		
die Frau, Mutter, das Weib		
die Gebärmutter		
die Mutterbrust		
die Brust		
der Mann, das Männchen		
der Greis		
das Kind, das kleine Kind		
der Kopf		
die Hirnschale		
das Gehirn		

Arbeitsblatt 8

Übungen mit den Bildungssilben und Wörtern aus dem Lateinischen und Griechischen (Fortsetzung)

Aufgabe 3: Die lateinische Silbe 'in' ('il', 'im', 'ir') hat doppelte Bedeutung. Ordnen Sie die folgenden Wörter der richtigen Spalte zu! Informieren Sie sich über deren Bedeutung!

Inkubation	inaktiv	inhomogen	inkomplett	Inspiration
immobil	indiskret	Import	inkorrekt	inhalieren
inkosequent	Impression	indiskutabel	inklusive	inhuman
indirekt	Injektion	intakt	Intarsie	Intubation
Inkontinenz	inoperabel	instinktiv	immatrikulieren	Invasion
Illusion	Intuition	Implantation	irreal	illegitim
infaust	irreparabel	irreponibel	immun	immens
Immortalität	impermeabel	impertinent	irrational	impotent
in manum medici	Insuffizienz	in situ	in petto	in vino veritas
implizite	in memoriam	in persona	in nomine Dei	Inzision
in praxi	Insult			

Beachte: 'in' wird zu **'il' vor l**, zu **'im' vor m und p** und zu **'ir' vor r**.

in, ein, hinein	'in' ('il', 'im', 'ir') in der Bedeutung von

Arbeitsblatt 8

Übungen mit den Bildungssilben und Wörtern aus dem Lateinischen und Griechischen (Fortsetzung)

nicht, un-, ohne	'in' ('il', 'im', 'ir') in der Bedeutung von

Arbeitsblatt 8

Übungen mit den Bildungssilben und Wörtern aus dem Lateinischen und Griechischen (Fortsetzung)

Vorbemerkung: Die Bildungssilbe 'pro' hat doppelte Bedeutung. Sie kann im Lateinischen und Griechischen entweder als **Vorsilbe** in der Bedeutung von 'vor, vorn, hervor, vorwärts, fort' (räumlich und zeitlich) oder als lateinische **Präposition** in der Bedeutung von 'für, anstatt, im Namen (in Stellvertretung), im Verhältnis (Vergleich) zu' verwendet werden.

Aufgabe 4: Informieren Sie sich über die Bedeutung der Wörter! Ordnen Sie sie in die richtige Spalte ein!

Prozeß	Progression	Prolaps	Prominenz	Protuberanz
Provitamin	Pronomen	Proportion	Proseminar	Propädeutik
provisorisch	Prosektor	Prorektor	Proviant	pro centum
pro mille	pro anno	Prodrom	Progenie	Prognathie
Prognose	Prophylaxe	Prostata	Prothese	pro patria
pro domo	pro forma	pro narcosi	prophetisch	Prolog
Protokoll	Programm	Proszenium	Pronephros	pro analysi
pro die	pro dosi	Protoplasma	Produkt	Profit

	'pro' in der Bedeutung von
vor als Vorsilbe	

Arbeitsblatt 8

Übungen mit den Bildungssilben und Wörtern aus dem Lateinischen und Griechischen (Fortsetzung)

für als lat Präposition	'pro' in der Bedeutung von

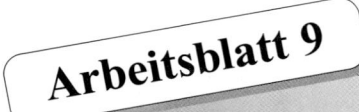

Arbeitsblatt 9

Silbentrennung

Merke: 1. Die Silbentrennung erfolgt wie im Deutschen entsprechend der Aussprache und der Zusammensetzung.
  Beispiele: Or | tho | pnoe   = erschwerte Atmung;
  He | mi | sphä | re = Halbkugel
2. 'st' wird nicht getrennt.
  Beispiel: osteo | pla | stisch = knochenbildend

Aufgabe 1: Trennen Sie!

S p e z i e s	(Art)
A n t a g o n i s t	(Gegenspieler)
a t y p i s c h	(nicht typisch, abweichend)
A u t o p s i e	(Leichenschau, Leichenöffnung)
A n a z i d i t ä t	(Fehlen bzw. Mangel an Salzsäure im Magensaft)
a n t a g o n i s t i s c h	(entgegengesetzt wirkend)
b i o k u l a r oder b i n o k u l a r	(beidäugig)
Z e r e b e l l u m	(Kleinhirn)
K o x a r t h r o s e	(Hüftgelenkerkrankung)
Z y s t o g r a p h i e	(Röntgendarstellung der Blase)
z e r e b r a l	(das Gehirn betreffend)
A n g i o s k l e r o s e	(Gefäßwandverhärtung)
A n t i b i o t i k a	(bakterientötende organische Stoffe)
A n t i n e u r a l g i k a	(Arzneimittel gegen Neuralgien)
A n t i p e r i s t a l t i k	(rückläufige Muskelbewegung eines Muskelrohrs)
C h o l e s t e r o l	(wichtigstes Zoosterin, frei und gebunden im tierischen Organismus)
C h o l e z y s t o g r a p h i e	(Röntgendarstellung der Gallenblase und Gallenwege)
M y o s p a s m u s	(Muskelkrampf)
M o n s t r u m	(Mißgeburt)
M o n a r t h r i t i s	(Entzündung eines einzigen Gelenkes)
N e p h r o l i t h i a s i s	(Nierensteinleiden)
P y k n i k e r	(dicker, gedrungener Mensch)
Z y k l u s	(Kreislauf, Reihe)
Z y s t a l g i e	(Blasenschmerz)
Z y t o t o x i n e	(Zellgifte)
D i a g n o s e	(Erkennen und Benennen einer Krankheit)
D i a r r h o e	(Durchfall)

Aufgabe 2: Setzen Sie das Betonungszeichen! (Regeln s. Arbeitsblatt 3)

Arbeitsblatt 10
Übungen mit lateinischen und griechischen Bildungssilben im medizinschen und allgemeinen Wortschatz

Aufgabe: Suchen Sie nach Begriffen im medizinischen und allgemeinen Wortschatz, die mit den angegebenen Morphemen gebildet sind!
Verwenden Sie dabei auch von Goldhahn „Kleines medizinisches Fremdwörterbuch"!

Bildungssilbe	Begriffe
post- *(Beispiel)*	postmortal, postnatal, postoperativ, posterior, posttraumatisch, postum, Postskriptum, post Christum (natum), postmodern ...
ab-	
ad-	
ante-	
con-, com- (kon-, kom-, ko-)	
contra- (kontra-)	
dis-	
inter-	
per-	
prä-	
re-	

Arbeitsblatt 10

Übungen mit lateinischen und griechischen Bildungssilben im medizinschen und allgemeinen Wortschatz (Fortsetzung)

Bildungssilbe	Begriffe
anti- (ant-)	
dys-	
epi-	
hyper-	
mono- (mon-)	
neo-	
peri-	
pseudo- (pseud-)	
syn- (sym-, sy-)	
-gramm	
-graphie	
-om	
-itis	
-pathie (-path)	

Arbeitsblatt 11

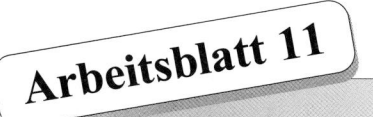

Übungen mit Wörtern aus der lateinischen Sprache in der medizinischen Terminologie

Aufgabe: Suchen Sie nach Fachbegriffen der medizinischen Terminologie, die mit den angegebenen Wörtern gebildet sind!
Verwenden Sie dabei auch von Goldhahn: „Kleines medizinisches Fremdwörterbuch"!

Lateinisches Wort	Deutsche Bezeichnung	Medizinisches Fachwort
musculus	das Mäuschen, der Muskel	Muskulatur, muskulös, muskulär
os, oris	der Mund	
os, ossis	der Knochen	
cor, cordis	das Herz	
genus, generis	das Geschlecht	
percutere, percussum	durchschlagen, durchklopfen	
costa	die Rippe	
ducere, ductum	führen	
furca	die zweizinkige Gabel	
indicare, indicatum	anzeigen	
faex, faecis	die Hefe, der Abschaum (der Kot)	
socius	der Gefährte	
trahere, tractum	ziehen	
incidere, incisum	einschneiden	
cutis	die Haut	
acidus	sauer	
flectere, flexum	biegen, beugen	
venter	der Bauch	
dorsum	der Rücken	
cauda	der Schwanz	
latus	die Seite	
proximus	der Nächste	
ventriculus	der Magen	
cranium	die Hirnschale	
vertebra	der Wirbel	
super	oben, über	
nervus	Sehne, Flechse, Nerv	
plantare	pflanzen	
dexter	rechts	
sinister	links	
pendere	hängen, wiegen	

Arbeitsblatt 12

Übungen mit Wörtern aus der griechischen Sprache in der medizinischen Terminologie

Aufgabe: Suchen Sie nach Fachbegriffen der medizinischen Terminologie, die mit den angegebenen Wörtern gebildet sind!
Verwenden Sie dabei auch von Goldhahn: „Kleines medizinisches Fremdwörterbuch"!

Griechisches Wort	Deutsche Bezeichnung	Medizinisches Fachwort
mys, myos	die Maus, der Muskel	Myom, Myokard
arthron	das Gelenk	
koma	'der feste Schlaf', Zustand tiefer Bewußtlosigkeit	
hypnos	der Schlaf	
stenos	eng, schmal	
skleros	hart, spröde	
uron (lat urina)	der Harn, der Urin	
therme	die Wärme	
hydor (lat aqua) (hyd, hydr)	das Wasser	
saccharon	der Zucker	
homoios	gleichartig	
rheos	die Strömung, der Fluß	
genos (lat genus)	das Geschlecht, die Herkunft	
haima (latinisiert haema)	das Blut	
skope	das Spähen, die Umschau	
tonos	die Spannung	
kardia	das Herz	
demos	das Volk	
bios	das Leben	
trophe	die Nahrung	
leukos	weiß, hell, klar	
erythros	rot	
kytos	die Höhlung (die Zelle)	
kystis (cyst, zyst)	Harnblase, Blase, Hohlraum mit flüssigem Inhalt	
neuron	Sehne, Flechse, Nerv	
kranion	die Hirnschale	
kephale	der Kopf, das Haupt	
enkephalos	das Gehirn	

Arbeitsblatt 13

Übungen im Finden medizinischer Termini

Aufgabe:
1. Stellen Sie fest, in welchem Fachbereich der Medizin die genannten Begriffe vor allem verwendet werden!
2. Wie heißt der entsprechende medizinische Fachbegriff?
   Verwenden Sie dabei im Zweifelsfalle das „Kleine medizinische Fremdwörterbuch" von Goldhahn und andere Hilfsmittel!

Deutsche Bezeichnung	Fachbereich	Medizinischer Fachbegriff
der Hautausschlag	Dermatologie	Exanthem
das Spaltungsirresein		
die Fallsucht		
schlafartiger Zustand		
die Gefäßverstopfung		
die wassersüchtige Anschwellung		
durch Gerinnung von Blut im Gefäß entstandener Pfropf, Blutgerinnsel		
die Blutkrankheit		
der Darmverschluß		
die Harnruhr		
die Gelbsucht		
der Wundstarrkrampf		
Fehlgeburt, Abtreibung		
die Ausschabung		
roter, juckender Hautausschlag		
die Hauttuberkulose		
die Nesselsucht		
die Betäubung		
der Eingeweidebruch		
die örtliche Betäubung		
das Herausschneiden der Gallenblase		
Keimfreimachung/ Unfruchtbarmachung		

27

Arbeitsblatt 14

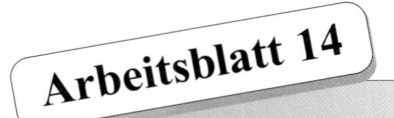

Bilden von Verben und Adjektiven

Aufgabe:
1. Tragen Sie in die Spalten 2 und 3 die von den angegebenen Substantiven abgeleiteten Verben und Adjektive ein, soweit es möglich ist!
2. Stellen Sie fest, mit welchen Endungen die Verben und Adjektive gebildet werden! Verwenden Sie den Duden oder das „Kleine medizinische Fremdwörterbuch" von Goldhahn!

1 Substantiv	2 Verb	3 Adjektiv
Absorption	absorbieren	absorptiv
Abduktion		
Kontraktion		
Dissimilation		
Disposition		
Extraktion		
Exzision		
Perkussion		
Peristaltik		
Kollaps		
Präparat		
Konstruktion		
Transplantation		
Mikroskop		
Pharmazie		
Phlegma		
Rheuma		
Epilepsie		
Zyanose		
Trauma		
Manifestation		
Diät		
Ambulanz		
Opposition		
Diagnose		
Tuberkulose		
Grippe		

Arbeitsblatt 15

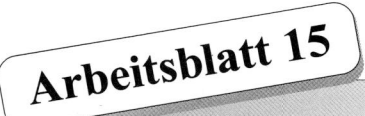

Anwendung erworbener Kenntnisse
(Fachgebiete der Medizin)

Aufgabe:
1. Bestimmen Sie die deutsche Bedeutung der Fachgebiete der Medizin und tragen Sie sie in Spalte 2 ein! Verwenden Sie im Zweifelsfall das Wörterbuch von Goldhahn!
2. Welche Bildungsteile dieser Wörter sind Ihnen bekannt? Tragen Sie sie in Spalte 3 ein!
3. Setzen Sie in der Spalte 1 in die Wörter Trennstriche!

1 Fachgebiet	2 Deutsche Bedeutung	3 Bekannte Bildungsteile
Anästhesiologie		
Angiologie		
Bakteriologie		
Chirurgie		
Balneologie		
Dermatologie		
Diabetologie		
Embryologie		
Geriatrie		
Gerontologie		
Gynäkologie		
Hämatologie		
Histologie		
Kardiologie		
Laryngologie		
Mikrobiologie		
Narkologie		
Neonatologie		
Nephrologie		
Onkologie		
Ophthalmologie		
Otologie		
Orthopädie		
Pädiatrie		
Pathologie		
Pathobiologie		
Physiotherapie		
Psychiatrie		
Pulmologie		
Radiologie		
Rheumatologie		
Venerologie		

Arbeitsblatt 16

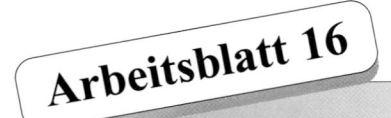

Anwendung erworbener Kenntnisse
Übersetzen von Termini ohne Nachschlagewerk

Aufgabe 1: Lesen Sie noch einmal das Vorwort auf Seite 3 (6. Abschnitt)!

Aufgabe 2: Übersetzen Sie folgende Wörter ohne Nachschlagewerk nur nach der Bedeutung der wortbildenden Elemente!

1 Fachwort	2 Wortbildende Elemente	3 Übersetzung des Fachwortes
Hypertonie		
Hypotonie		
Atonie		
Dystonie		
Elektrotonus	grch elektron = Bernstein	
Zytotoxine		
exotherm		
heterotroph		
Extrasystole	grch stellein = ziehen (stole)	
Diastole		
epidermal		
Ektoderm		
Erythrodermie		
Eutrophie		
prämortal		
Pathophobie		
pathognostisch	grch gnosis = erkennen, benennen	

Arbeitsblatt 16

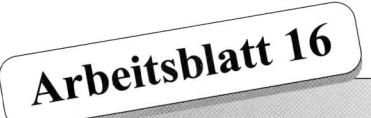

Anwendung erworbener Kenntnisse
Übersetzen von Termini ohne Nachschlagewerk (Fortsetzung)

1 Fachwort	2 Wortbildende Elemente	3 Übersetzung des Fachwortes
Neuropathie		
Homöopathie		
endermal		
endotherm		
endemisch		
Thermotherapie		
Pseudarthrose		
pro dosi	grch dosis = Gabe, Menge	
Periarthritis		
per rectum	lat rectus = gerade	
Hämangiosarkom	grch sarkos = Fleisch	
Hämopathie		
Hämatorrhoe		
Compressio	lat premere = drücken	
Cholezystitis		
Cholezystektomie		
Appendektomie	lat appendere = anhängen	

Verwenden Sie jetzt im Zweifelsfalle oder bei Unkenntnis das Lehrbuch „Einführung in den Gebrauch der medizinischen Fachsprache" von Ruff und das „Kleine medizinische Fremdwörterbuch" von Goldhahn!

Arbeitsblatt 17

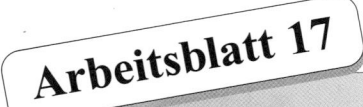

Ableitungen und Zusammensetzungen mit den Wortstämmen 'phys' und 'bio'

Vorbemerkung: Die griechischen und lateinischen Termini sind teilweise seit Jahrtausenden im medizinischen Gebrauch. Sie haben ihre Bedeutung mit dem Fortschritt der Wissenschaft verändert. Bis in die Gegenwart werden neue Wörter mit Bildungsmorphemen aus dem Griechischen und Lateinischen zusammengesetzt, um einen Sachverhalt zu signalisieren, nicht, um ihn vollständig zu erklären. Wörtliche Übersetzung kann nicht zum vollen Verständnis der heutigen Bedeutung führen, sie kann nur das Verständnis für den wissenschaftlichen Gegenstand erleichtern und bei der richtigen Schreibung helfen. Die Fachsprache kann nicht vokabelmäßig gelernt werden. Sie muß mit der Wissenschaft wie die Muttersprache aufgenommen werden. Fachwörter sind Etikette, Eigennamen für Kenner.

Beispiel: p h y s i s (grch = die Natur) in grch Wörtern mit verschiedener Bedeutung

Wortstamm 'p h y s'

am Wortanfang	in der Wortmitte und am Wortende
Physik = Wissenschaft von der Struktur und den Bewegungsgesetzen der unbelebten Materie	Metaphysik = philosophische Lehre von den letzten Gründen und Zusammenhängen des Seins
Physikum = Prüfung der Medizinstudenten vor Beginn der klinischen Semester	Epiphyse = Endstück des Röhrenknochens, Zirbeldrüse
Physiographie = Naturbeschreibung	Diaphyse = Mittelstück eines Röhrenknochens
Physiognomie = eingeschliffener Gesichtsausdruck	Hypophyse = Hirnanhangsdrüse
Physiotherapie = Naturheilverfahren (ohne Arznei, mit Wasser, Massage, Strom)	Symphyse = Schambeinfuge, Verwachsung
Physiologie = Lehre von den normalen Lebensvorgängen im Organismus von Pflanzen, Tieren und Menschen	Emphysem = Luftansammlung in Geweben, Aufblähung von Organen oder Körperteilen

Aufgabe 1: Bestimmen Sie bei den oben genannten Wörtern bekannte Wortbildungselemente!

Beispiel: en, em	in, innen		

Arbeitsblatt 17

Ableitungen und Zusammensetzungen mit den Wortstämmen 'phys' und 'bio' (Fortsetzung)

Aufgabe 2: Bestimmen Sie in der folgenden Übung die Wortbildungselemente! Versuchen Sie den Sinn der Wörter zu erklären! Verwenden Sie ggfs. für die Erklärung der Fachbegriffe ein Wörterbuch!

Beispiel: b i o s (grch = das Leben)
Wortstamm 'b i o'

Fachwort	Wortbildungselement	Sinn der Fachbegriffe
Biologie		
Biographie		
Biomorphose		
Bioindikatoren		
Biosynthese		
Bioströme		
Biosphäre		
Biogenese		
biogen		
Biotop		
Exobiologie		
Heliobiologie		
Agrobiologie		
Paläobiologie		
Symbiose		
Metabiose		
Nekrobiose		
Antibiotika		
Aerobiose		
Anaerobiose		
Abiose		

Arbeitsblatt 18

Anwendung erworbener Kenntnisse im Fachtext

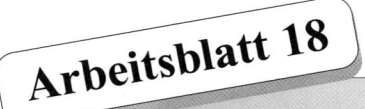

Vorbemerkung: Die Kenntnis der Wortbildungselemente des medizinischen Fachwortschatzes erleichtert das Lesen und das Verstehen der Fachliteratur.

Aufgabe 1: Unterstreichen Sie in dem folgenden Text die medizinischen Fachwörter!

Erworbene Herzerkrankungen im Säuglings- und Kindesalter

Häufigkeit

Erworbene Herzerkrankungen im Kindesalter sind wesentlich seltener als die angeborenen Herzfehler. Über ihre Häufigkeit variieren die Aussagen sehr, weil sie in Abhängigkeit von verschiedenen Untersuchungsbedingungen erfolgen. So wird bereits die Analyse eines unausgewählten ambulanten und klinischen Kinderkrankengutes im Vergleich zu einem kinderkardiologischen Krankengut unterschiedliche Ergebnisse aufweisen. Die Häufigkeit erworbener Herzerkrankungen ist ferner von den medizinischen und sozialen Versorgungsbedingungen eines Landes abhängig.

Kinderkardiologische Spezialabteilungen des deutschsprachigen Gebietes geben einen Anteil von über 90% angeborener zu weniger als 10% erworbener Herzerkrankungen ihres Krankengutes an.

Im Gegensatz zu der annähernd gleich gebliebenen Häufigkeit angeborener Herzfehler ist die Anzahl der erworbenen in den letzten 20 Jahren bedeutend zurückgegangen. Dieser Rückgang erfolgte besonders in den Ländern, die eine gute ärztliche Versorgung und einen hohen Lebensstandard aufweisen. So wird z. B. für die heute selten vorkommenden rheumatischen Herzklappenfehler der Rückgang des rheumatischen Fiebers sowohl durch die antibiotische Behandlung von Streptokokkeninfekten als auch die verbesserten Lebensbedingungen verantwortlich gemacht.

Ursachen

Erworbene Herzerkrankungen sind vorwiegend entzündliche Erkrankungen des Herzens und die bei nicht eintretender Heilung folgenden organischen Schäden, z. B. die erworbenen Herzklappenfehler. Die entzündlichen Herzerkrankungen können durch Viren, Bakterien, Pilze verursacht werden und auch als toxisch-allergische Reaktion nach durchgemachten Infektionen entstehen.

Nichtentzündliche Herzerkrankungen sind seltener. Sie betreffen vorwiegend Veränderungen der Herzmuskulatur und sind nachzuweisen z.B. bei bestimmten hormonellen Störungen (Hypothyreose), bei Elektrolyt- und Eiweißstoffwechselstörungen.

Herztumoren sind sehr seltene Ereignisse.

Entzündliche Erkrankungen des Herzens = Karditis

Die Herzwand besteht aus drei Schichten:

Herzinnenschicht	= Endokard,
Herzmuskulatur	= Myokard,
Herzaußenschicht	= Perikard.

Das Herz wird vom Herzbeutel umschlossen. Alle drei Schichten der Herzwand können eine Entzündung erleiden, man spricht dann von

- Endokarditis
- Myokarditis   } Endomyokarditis   } Pankarditis
- Perikarditis

Arbeitsblatt 18

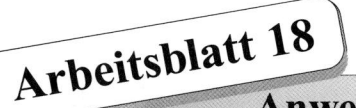

Anwendung erworbener Kenntnisse im Fachtext
(Fortsetzung)

Oft sind 2 (Endomyokarditis) oder alle 3 Wandschichten (Pankarditis) betroffen.

Symptome der Karditis
Vor der Beschreibung einiger entzündlicher Herzerkrankungen sollen allgemeine Befunde besprochen werden, die den Verdacht auf das Bestehen einer Karditis lenken oder die Diagnose sichern.
Die Erkrankung des Herzens wird stets zu einer Einschränkung seiner Leistungsfähigkeit führen. Daraus folgt, daß das Herz seine eigentliche Aufgabe, die Förderung des Blutvolumens, nicht mehr in vollem Umfang erfüllen kann. Das führt zu Störungen der gesamten Funktionseinheit Herz-Kreislauf-System. Die Folgen der veränderten Transport- und Verteilerfunktion des Gefäßsystems sind ungenügende Sauerstoffsättigung der Gewebe, ungenügender Abtransport von Kohlensäure und anderer Stoffwechselprodukte, vermehrte Kapillarwanddurchlässigkeit, Störungen der Nierenfunktion und Störungen der Atemorgane, die funktionell eng mit dem Herz-Kreislauf-System gekoppelt sind.
Die erfaßbaren Symptome sind abhängig von der betroffenen Herzwandschicht. Bei der Endokarditis ist der Krankheitsbeginn meistens verschleiert und schleichend – allgemeines Krankheitsgefühl, Appetitlosigkeit, mäßig hohes Fieber, Blässe. Auftretende Kurzatmigkeit und Herzgeräusche, die sich oft ändern, machen die Endokarditis wahrscheinlich.
Die Symptome der Perikarditis sind deutlicher: plötzlicher Brustschmerz in der Herzgegend, Kurzatmigkeit, Reizhusten und auszukultierende Reibegeräusche über dem Herzen.
Die Symptome der Myokarditis können schnell vorübergehen und sich klinisch in Abgeschlagenheit, Blässe, Ermüdbarkeit und Tachykardie äußern und nur durch mehrfache EKG-Ableitungen erfaßt werden. In schweren Fällen von Myokarditis finden sich Blässe mit leicht zyanotischen Lippen, Tachykardie, die auch im Schlaf besteht, oft Galopprhythmus, Dyspnoe, Reizhusten, Herz-Kreislauf-Insuffizienz, Lebervergrößerung. Ein röntgenologisch großes Herz und typische EKG-Veränderungen bestätigen die Diagnose.

Herzinsuffizienz
Die ersten Anzeichen einer leichten Herzinsuffizienz fallen bei körperlicher Belastung auf. Bei Säuglingen müssen feine Symptome, wie Schwitzen und Unterbrechung beim Trinken und Schwitzen im Schlaf, beachtet werden. Kleine und größere Kinder ermüden schneller als gewohnt und schlafen sogar mitten im Spiel ein.
Deutliche Anzeichen der Herzinsuffizienz werden bereits bei körperlicher Schonung sichtbar und betreffen die drei Kardinalsymptome: Atemnot, Stauungserscheinungen und Zyanose. Säuglinge und Kinder haben eine leichte bis mittelschwere Dyspnoe in Ruhe mit Atemfrequenzanstieg, Saugen und Trinken erschwert, schnelle Ermüdung, Tachykardie, Pulsfrequenzanstieg, lokalisierte oder allgemeine Zyanose während oder ohne Belastung. Vergrößerung der Leber und Milz (Bauchumfang!), Ödeme der Augenlider, der Füße und Unterschenkel, Lungenödeme, deutliche Pulsation der Jugularvene sowie die Verstärkung der Atemnot und der Zyanose sind die sichtbaren Zeichen der dekompensierten Herzinsuffizienz. Man kann eine Linksherzinsuffizienz, eine Rechtsherzinsuffizienz und eine allgemeine Herzinsuffizienz unterscheiden.
Die Linksherzinsuffizienz kann z. B. bei Mitral- und Aortenklappenfehlern entstehen. Sie führt zu einem Volumen- und Druckanstieg im linken Vorhof und zu Stauungen im Lungenkreislauf. Symptome: Dyspnoe, Tachykardie, Lungenödeme (feinblasige Rasselgeräusche), Hämoptoe, Gesichtsfarbe eher blaß.
Die Rechtsherzinsuffizienz (infolge chronischer Lungenerkrankungen oder bestimmter angeborener Herzfehler) führt zu Druck- und Volumenbelastung im rechten Vorhof und zur Stauung im großen Kreislauf. Symptome: Jugularvenendruckanstieg (Pulsation!), Lebervergrößerung; Ödeme, Aszites, Zyanose.
Eine allgemeine Insuffizienz des rechten und linken Herzens beinhaltet alle genannten Symptome und kann u. a. bei der Myokarditis entstehen.

Betreuung und Behandlung herzkranker Kinder
Die wichtigsten Aufgaben einer Kinderkrankenschwester bei der Betreuung herzkranker Säuglinge und Kinder sind
– die gute Beobachtung,
– die gute Pflege,
– die sorgfältige Durchführung der medikamentösen Behandlung.

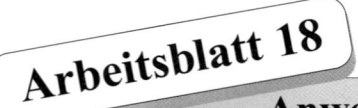

Arbeitsblatt 18

Anwendung erworbener Kenntnisse im Fachtext
(Fortsetzung)

Bei guter Beobachtung kann eine beginnende Herzinsuffizienz oder ihre Verschlechterung frühzeitig erkannt werden. Das ist im Säuglingsalter besonders wichtig, weil sie sehr plötzlich auftreten kann. Deshalb müssen folgende klinische Kriterien der funktionell miteinander gekoppelten Systeme Herz-Kreislauf, Lunge und Niere erfaßt werden: Pulsfrequenz und -regelmäßigkeit, Atemzahl und -tiefe, Flüssigkeitszufuhr und -ausscheidung. EKG-Kontrollen, Bestimmungen des Sauerstoff- und Kohlensäuredruckes und des Säure-Basen-Haushaltes im Blut, Urinkontrollen sowie klinische Untersuchungen objektivieren die Leistungsfähigkeit der genannten Organsysteme.

Die pflegerischen Maßnahmen sind vorrangig auf die Entlastung der Herzarbeit und die Verbesserung der Atmung orientiert: optimale Ruhigstellung, Vermeidung von unnötigen und zu häufigen Hantierungen am Kind, Zufuhr kleiner, gehäufter Mahlzeiten, evtl. Ernährung über die Sonde, Hochlagerung des Kindes, lokker sitzende Kleidung oder Windeln, Zufuhr von Frischluft und angefeuchtetem Sauerstoff.

Die wichtigste medikamentöse Behandlung herzinsuffizienter Säuglinge und Kinder ist die Digitalisierung. Unser Mittel der Wahl ist das Digitoxin, das intravenös oder oral (Tropfen, Tabletten) zugeführt wird. Für die optimale Einstellung muß individuell die Sättigungsdosis ermittelt, die Zeitdauer der Aufsättigung und der Beginn der Enthaltungsdosis festgelegt werden. Digitalisüberdosierungen machen sich durch Erbrechen, Bradykardie und Herzrhythmusstörungen bemerkbar.

Bei nicht ausreichender Ödemausschwemmung werden Diuretika gegeben. Unruhige Kinder erhalten Sedativa.

Die Behandlung entzündlicher Herzerkrankungen mit Antibiotika ist abhängig von den Erregern. Eine großzügige antibiotische Behandlung bei herzinsuffizienten Patienten ist wegen gleichzeitiger pulmonaler und anderer Infektionen angezeigt.

Ergänzungen zur Wortherkunft

lat
- ambulans = zu Fuß gehend;
- sufficiō = imstande sein, genügen;
- kardinal = hauptsächlich;
- frequentia = Häufigkeit;
- pulsus = Schlag, das Schlagen;
- iugulum = Schlüsselbein (von iugum = das Joch der Ochsen);
- mitra = Kopfbinde, Bischofsmütze;
- inficere, infectum = aufnehmen;
- dōs = Gabe;
- sēdātiō = Beruhigung;
- toxikon = (Pfeil) Gift;
- virus = Gift, Krankheitserreger.

grch
- thyreoidea = Schilddrüse;
- gnosis = Erkenntnis;
- kyanos (zyano) = bläulich;
- tachys = schnell;
- pnoē = das Atmen, Atmung;
- oidēma = das Aufschwellen, Geschwulst;
- askitēs = Bauchwassersucht;
- ptyein = spucken;
- bradys = langsam;
- klinein = niederlegen.

Arbeitsblatt 18

Anwendung erworbener Kenntnisse im Fachtext
(Fortsetzung)

Aufgabe 2: Erklären Sie die medizinischen Fachwörter aus Aufgabe 1! Nutzen Sie dabei Ihre Kenntnisse von den Wortbildungselementen!

Fachwörter	Wortbildungselemente	Worterklärungen

Arbeitsblatt 18

Anwendung erworbener Kenntnisse im Fachtext
(Fortsetzung)

Fachwörter	Wortbildungselemente	Worterklärungen

Arbeitsblatt 19

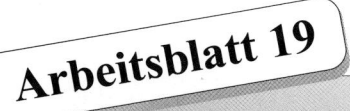

Für Radiologieassistentinnen und -assistenten

Vorbemerkung: Dieses Arbeitsblatt gibt ein Beispiel für Übungen in einem bestimmten Beruf nach dem Erwerb von allgemeinen Kenntnissen über medizinische Wortbildungselemente.
Es ist nicht die Aufgabe des Übungsheftes, den fachlichen Grundwortschatz anderer medizinischer Lehrgebiete zu sichern. Formales Lernen von Termini führt zur Einengung und Verflachung von Fachwissen.

Aufgaben:
1. Unterstreichen Sie in Spalte 1 die Ihnen bereits bekannten Bildungselemente!
2. Schreiben Sie deren Bedeutung in Spalte 2!
3. Geben Sie in Kurzform die Bedeutung des Fachwortes in Spalte 3 an!

1 Fachwort	2 Bedeutung des Bildungselements	3 Bedeutung des Fachwortes
Abszessographie	abscessus (lat) = der Weggang	
Angiographie		
Arthrographie		
Autoradiographie		
Arteriographie	arteria (grch) = Schlagader	
Bronchographie		
Cholangiographie		
Cholezystographie		
Fistulographie	fistula (lat) = die Röhre	
Myelographie	myelos (grch) = das Mark	
Tomographie	tome (grch) = der Schnitt	
Aberration	errare (lat) = irren	

Arbeitsblatt 19

Für Radiologieassistentinnen und -assistenten
(Fortsetzung)

1 Fachwort	2 Bedeutung des Bildungselements	3 Bedeutung des Fachwortes
Adaptation	adaptāre (lat) = anpassen	
Defokussierung	focus (lat) = Brennpunkt	
Emission	mittere (lat) = senden	
Epilation	von ex. (lat) = aus, pilus (lat) = Haar	
Exposition	ponere (lat) = setzen	
Exspiration	spirare (lat) = atmen	
Inspiration		
Extension		
Induktion	ducere (lat) = führen	
Injektion	iacere (lat) = werfen	
Impressionsfraktur	frangere (lat) = brechen	
Infraktion		
intraoperativ	operatio (lat) = Arbeit	
Radiologie	radiare (lat) = strahlen	
Ureter		
Urethra		

40

Studienbücher für medizinische Berufe

Anatomie/Physiologie

Biologie • Anatomie • Physiologie - Lehrbuch
Martin Trebsdorf/Paul Gebhardt, 512 Seiten,
DM 54,00 – 3-928537-09-1

Anatomie – Overhead-Farbfolien
Paul Gebhardt, 55 Folien, 239 Farbzeichnungen, DM 198,00
– F928537-S

Anatomie-Zeichenblätter für den Unterricht
Paul Gebhardt, 120 Seiten, 239 Zeichnungen, DM 22,80
– 3-928537-00-8

Anatomie-Zeichenblätter – Legende
Paul Gebhardt, 60 Seiten, DM 12,80 – 3-928537-01-6

Prüfungswissen in Frage und Antwort
Biologie • Anatomie • Physiologie
Mathias Bardl, 240 Seiten, DM 29,80 – 3-928537-26-1

Medizinische Fachsprache

Einführung in den Gebrauch der medizinischen Fachsprache
Peter Wolfgang Ruff, 86 Seiten DM 16,80 – 3-928537-03-2

Übungsheft zur Einführung in die medizinische Fachsprache
Günter Grosche, 40 Seiten, DM 12,80 – 3-938537-04-0

Lösungsheft zum Übungsheft Fachsprache
Günter Grosche, 36 Seiten, DM 15,00 – 3-928537-17-2

Medizinische Fachsprache
Geschichte, Anwendung, Aussprache und Rechtschreibung
Peter Wolfgang Ruff, 190 Seiten, DM 36,00 – 3-928537-19-9

Kleines medizinisches Fremdwörterbuch
Gisela Goldhahn, Wolf-Eberhard Goldhahn, 240 Seiten,
DM 18,80 – 3-928537-11-3

Physiotherapie

Konzentrative Entspannung
Anita Wilda-Kiesel, 66 Seiten, DM 18,00 –3-928537-10-5

Manuelle Lymphdrainage
Dieter Nelius, 80 Seiten, DM 24,00 – 3-928537-05-9

Bewegungs-, Längen- und Umfangsmessungen
(Neutral-Null-Durchgangsmethode)
Rolf Meinecke, 64 Seiten, DM 15,80 – 3-928537-06-7

Krankenpflege

Orthopädie
für medizinische u. pflegerische Berufe
Rolf Meinecke, 124 Seiten, DM 29,80 – 3-928537-02-4

HNO-Heilkunde für Krankenpflegeberufe
Hans-Peter Jung, 104 Seiten, DM 28,00
– 3-928537-18-0

Gynäkologie und Geburtshilfe
Ronald Warm, 432 Seiten, DM 44,00 – 3-928537-15-6

Ethik –
Arbeitsbuch für Schwestern und Pfleger
E. Hoppe/U. Körner/E. Luther/A. Nitsche, 176 Seiten,
DM 34,00 – 3-928537-14-8

Wissensspeicher Krankenpflege
Elke Luft/Renate Kaphingst, 176 Seiten DM 26,00
– 3-928537-07-5

Arbeitsbuch Grundpflege
Angelika Drewelow, 112 Seiten, DM 20,80 – 3-928537-13-X

Gemeindekrankenpflege –
ein Lehrbuch für den Pflegeunterricht
Henriette Hauerstein/Elke Cain, 112 Seiten, DM 26,00
– 3-928537-25-3

Wunde und Wundheilung
Peter Heinrich, 112 Seiten, DM 17,80 – 3-928537-08-3

Aktuelle Techniken in der Chirurgie

Arterienverletzungen
Peter Heinrich/Georg-Michael Fleischer, 176 Seiten,
DM 68,00 – 3-938537-23-7

Pflegedokumentation

Praxisbegleitbuch für die Krankenpflegeausbildung
Ortrun Ruschmeyer/Karin Schiller, 212 Seiten DM 48,00
– 3-928537-12-1

Pflegewissenschaft

Jahrbuch der Pflege- und Gesundheitsfachberufe
ISSN 1430-922X – Bisher erschienen:
Ausgabe 1995/96 **Band 1**
768 Seiten, *Aktionspreis* DM 98,00 – 3-928537-20-2
Ausgabe 1997 **Band 2**
664 Seiten, DM 128,00 – 3-928537-24-5

LAU–Ausbildungssysteme GmbH – Verlag für Medizin und Technik

Übungsheft zur Einführung in

9783928537049.4

Die Medizin besitzt mit etwa 100.000 Termini den größten Fachwortschatz unter den Wissenschaften. Er hat sich allmählich in mehr als 2000 Jahren Wissenschaftsgeschichte entwickelt. Die Anfänge liegen in der griechischen Sprache. Deren Termini griffen die Lateiner auf. Sie ergänzten sie und glichen die griechischen Begriffe ihrer Sprache an. So verfuhren auch die deutschen Mediziner.

Diese Arbeitsblätter sollen bei Lernenden, die sich beruflich mit dem medizinischen Fachwortschatz beschäftigen müssen und keine Vorkenntnisse in der griechischen und lateinischen Sprache haben, Verständnis für die Termini wecken, ohne die Grammatik der beiden Sprachen lernen zu müssen. Das ist möglich, weil die medizinische Fachsprache meist nach dem Baukastenprinzip zusammengefügt ist: Kennt man einen Bestandteil in seiner Bedeutung, so findet man ihn in anderen Wörtern wieder. Deren Bedeutung kann man so grob erschließen. Dabei muß aber eingeschränkt werden: Die wesentlichen Merkmale der Begriffe müssen mit der jeweiligen medizinischen Fachdisziplin gelernt und begriffen werden.

So sind diese Arbeitsblätter nur eine erste Orientierung in der Fülle der medizinischen Sprache. Sie ist auf der gesamten Erde verbreitet und ermöglicht den Fachleuten, rasch eine gemeinsame Sprache in der Literatur, der Lehre und auf Kongressen zu finden. Die Fachtermini sind genauer in ihrer Definition, als das bei Begriffen aus der Umgangssprache der Fall ist.

Weitere Hinweise und Erklärungen enthalten die Fachbücher „Einführung in den Gebrauch der medizinischen Fachsprache" und „Medizinische Fachsprache – Geschichte, Anwendung, Aussprache und Rechtschreibung".

ISBN 3-928537-04-0